BIBLIOTHÈQUE POPULAIRE
DES CONNAISSANCES MÉDICALES

LA PERVERSION SEXUELLE

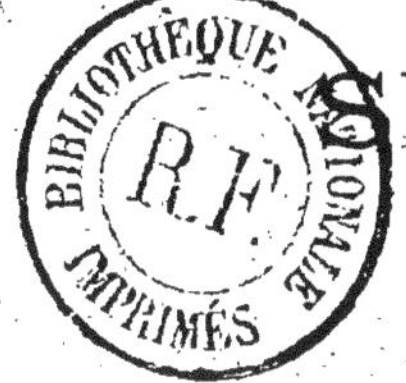

PAR

LE Dr CAUFEYNON

PRIX : 1 FRANC

PARIS
NOUVELLE LIBRAIRIE MÉDICALE
39, Rue de Trévise, 39

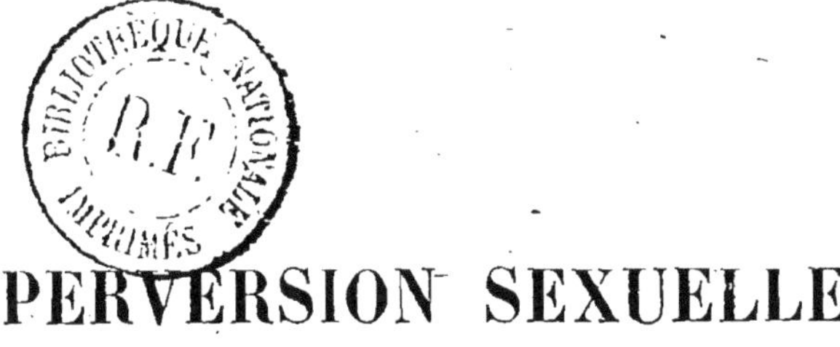

PERVERSION SEXUELLE

DOCTEUR CAUFEYNON

LA

PERVERSION SEXUELLE

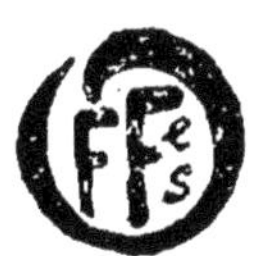

PARIS

CHARLES OFFENSTADT, ÉDITEUR

39, RUE DE TRÉVISE, 39

I

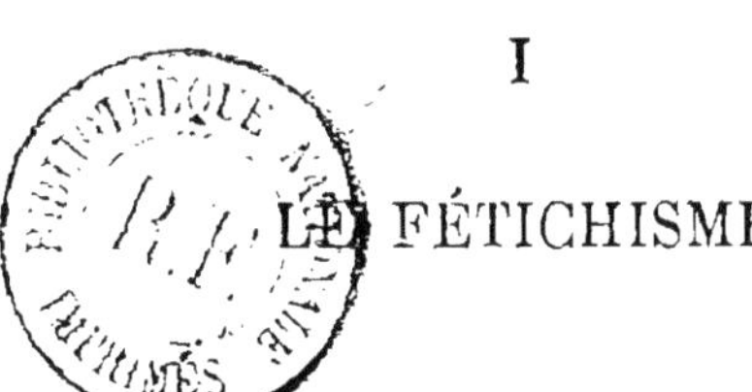

LE FÉTICHISME

L'amour des brimborions. — Fétichisme du mouchoir.
Des chaussures de femmes. — Du bonnet de nuit.
Les frotteurs.
Fétichisme des formes plantureuses.
Des dessous féminins.
Des jupons mouillés. — Des étoffes duveteuses.
Les brûleurs et les maculeurs.
Exemples et Observations.

I

LE FÉTICHISME

L'amour du brimborion. — Fétichisme du mouchoir. — Des chaussures de femmes. — Du bonnet de nuit. — Les frotteurs. — Fétichisme des formes plantureuses. — Des dessous féminins. — Des jupons mouillés. — Des étoffes duveteuses. — Les brûleurs et les maculeurs. — Exemples et Observations.

Chez les hommes normaux, l'excitation génésique est surtout provoquée par les organes génitaux de la femme, et c'est le coït qui est le moyen ordinaire de satisfaction de l'instinct sexuel. Mais il n'en est pas toujours ainsi et les perversions sexuelles sont nombreuses et variées. Parmi celles-ci, il en est une qui n'est pas la moins curieuse, le fétichisme, et qui consiste en ceci :

L'excitation génitale est produite par une partie du corps de la femme autre que les organes génitaux, ou bien par son costume, ou par une pièce de son costume.

Les cas de fétichisme des objets sont nombreux ; combien d'amoureux couvrent de baisers les objets venant de la femme aimée ; gants, mouchoirs, lettres, etc. Mais comme le fait justement remarquer le docteur Moll : « Il ne faudrait pourtant pas considérer comme morbide l'habitude d'embrasser les objets appartenant à la personne aimée, sous peine d'attribuer à presque tous les hommes une perversion sexuelle passagère ou chronique. Ce qui distingue les cas normaux des cas morbides, c'est que dans les premiers il existe un amour pour une personne et que si l'on embrasse les objets de la femme aimée, c'est justement parce qu'ils appartiennent à l'être aimé. Par contre, le fétichisme, c'est l'amour pour l'objet qui prime tout; quant aux qualités physiques et morales de la personne en question, le malade ne s'en occupe que peu ou pas. »

Parmi les fétichistes, les uns se contentent de palper, de caresser, de couvrir de baisers l'objet aimé, les autres s'en servent pour se masturber.

Les mêmes remarques s'appliquent au fétichisme des parties du corps; Moll ne considère pas comme maladifs, les cas dans lesquels l'homme éprouve un plaisir particulier à regarder, à toucher, à embrasser telle ou telle partie du corps. « On peut aimer de préférence à tout une jolie bouche, une chevelure brune ou blonde, de grands yeux, sans être pour cela atteint de perversion génitale. Mais les cas dans lesquels la *perception sexuelle* d'une certaine partie du corps ou sa représentation mentale est la condition *sine qua non* de l'excitation voluptueuse, appartiennent au fétichisme. Alors la femme, en tant qu'être féminin ne suffit plus pour provoquer l'excitation, elle n'est, en quelque sorte qu'un accessoire à une partie de son corps qui joue le rôle principal dans l'excitation de l'homme. »

Dans le fétichisme des objets, le rôle principal est joué par les bottines, le linge, le costume des femmes, le tablier, le bonnet de nuit, le mouchoir, etc.

La passion du mouchoir est entre toutes une des plus violentes, l'homme se trouve littéralement subjugué par ce simple carré de linge: voici par exemple ce qui fut raconté par une dame à Moll: « Je connais un monsieur, dit-elle, il me suffit quand je le vois de loin de tirer de ma poche le coin de mon mouchoir pour qu'il me suive comme un chien. Je puis aller n'importe où, il ne me quitte plus, que ce monsieur se trouve en voiture, ou soit occupé pour une affaire très sérieuse, très importante, aussitôt qu'il voit mon mouchoir, il abandonne tout pour me suivre ou plutôt pour suivre mon mouchoir. »

Ce fétichisme du mouchoir est utilisé de plusieurs façons pour la satisfaction de l'instinct sexuel. Quelques-uns se contentent de voler les mouchoirs de femme, de les rapporter chez eux et de jouir du bonheur d'en posséder une collection. Chez d'autres, la possession seule du mouchoir ne suffit pas pour provoquer l'excitation génitale, il leur faut souvent quelque chose de plus. C'est ainsi qu'il est des fétichistes qui n'arrivent à la jouissance qu'en déchirant avec les dents le mouchoir de femme.

D'après Moll: « Le fétichisme existe aussi chez les uranistes, de sorte, dit-il, que nous nous trouvons dans ce cas en présence d'une double perversion : 1° le penchant sexuel pour l'homme, 2° le fétichisme du mouchoir. De même que le fétichiste du mouchoir de la femme ne trouve pas de satisfaction dans le coït, de même le fétichiste uraniste ne peut avoir de jouissance que pour le mouchoir de l'homme. Ainsi les fétichistes de cette espèce ne sont excités ni par la pédérastie, ni par la masturbation mutuelle; les organes génitaux de l'homme n'ont pour eux aucun attrait, tout comme le fétichiste du mouchoir de la femme sur lequel les organes féminins n'exercent aucune action excitante. Voici de quelle façon les fétichistes uranistes s'y prennent pour satisfaire leur passion.

« Il s'agit d'un ouvrier vigoureux X... âgé de 40 ans. Il vient me trouver pour des troubles d'une nature neurasthénique et hypocondriaque; maux de tête, lassitude dans les jambes, manque de goût pour le travail, douleur le long du dos, etc. Un jour après avoir déjà été en traitement, il me raconte sa vie sexuelle.

Il n'a jamais eu de penchant pour la femme, par contre, les beaux hommes l'excitaient d'une façon toute particulière. Jamais il n'a pratiqué la pédérastie, ni la masturbation mutuelle, par contre il s'adonnait souvent à l'onanisme solitaire. Mais sa plus grande jouissance était de voler le mouchoir d'un bel homme, d'y envelopper son pénis et de se masturber ainsi. A cet effet, il se servait souvent du mouchoir d'un de ses amis, et pour éviter tout soupçon de vol, il laissait à la place du mouchoir volé un des siens, de sorte qu'il faisait toujours croire à une confusion accidentelle.

Lorsqu'il n'avait pas de mouchoir à sa disposition, il se masturbait en évoquant l'idée d'un mouchoir d'homme.

Il a souvent pratiqué le coït avec des filles publiques, mais presque toujours sans éprouver de grande satisfaction. Il ne pouvait dans ces conditions avoir une érection ou une éjaculation qu'en prenant le mouchoir d'un homme, le coït était plus facile à pratiquer lorsqu'il emportait le mouchoir d'un ami et le tenait à la main tout le temps de l'acte sexuel. »

Les bottes vernies sont très souvent fétiches. Von Krafft Ebing cite le cas d'un malade qui, dès l'âge de quatre ans, adorait les bottes bien cirées des écuyers et en rêvait même la nuit, ou même le soulier seul lui causait des érections, plus tard il éprouvait de l'aversion pour l'amour inverti, mais il présentait en même temps d'une façon très nette le phénomène du fétichisme, et aimait à embrasser les bottes de ses domestiques, les cirer, les ôter de leurs pieds, etc. »

Mantagazza, dans ses *Etudes Anthropologiques*, rapporte un cas fort curieux de fétichisme de chaussures de femme.

« X... Américain, de bonne famille, bien constitué au point de vue physique et moral, n'était, depuis l'âge de la puberté, excité que par des souliers de femme. Le corps de la femme et même le pied nu ou seulement chaussé d'un bas ne lui faisaient aucune impression, mais le pied chaussé d'un soulier, ou même le soulier seul lui causait des érections et même des éjaculations. Il lui suffisait de voir des bottes élégantes, c'est-à-dire des bottines de cuir noir boutonnées sur le côté et avec de hauts talons. Son instinct génital était puissamment excité lorsqu'il touchait et embrassait ces bottines, ou bien, s'il en chaussait, son plaisir augmente quand il peut planter des clous.dans les talons de façon à ce qu'en marchant les pointes des clous s'enfoncent dans sa chair. Il en éprouve des douleurs épouvantables mais en même temps une véritable volupté. Son suprême plaisir est de se mettre à genoux devant les beaux pieds d'une dame élégamment chaussée et de se laisser fouler par ces pieds. Si la porteuse de ces souliers est une femme laide, les chaussures ne produisent pas l'effet et l'imagination du malade se refroidit. S'il n'a à sa disposition que des souliers, il arrive par son imagination à y rattacher une belle femme, et alors l'éjaculation se produit.

La vue des souliers de femme dans un étalage, choque l'homme, comme quelque chose de contraire à la morale, tandis qu'une conversation sur la nature de la femme lui paraît inoffensive et inepte. A plusieurs reprises il a tenté le coït mais sans succès, il n'arrivait jamais à l'éjaculation. »

Le cas suivant n'est pas moins curieux, il est cité par Thoinot: « X... négociant, a périodiquement, surtout quand il fait mauvais temps, les désirs suivants: Il aborde une prostituée, la première venue et la prie de venir avec lui chez un cordonnier, où il lui achète une belle paire de chaussures vernies, à la condition qu'elle se chausse immédiatement, cela fait, la femme doit traverser les rues, autant que possible dans les endroits les plus sales et les ruisseaux pour bien crotter les bottines. Puis X... conduit la personne dans un hôtel, et, à peine enfermé avec elle, il se précipite sur ses pieds et y frotte ses lèvres, ce qui lui procure un plaisir extraordinaire. Après avoir nettoyé les bottines de cette façon, il fait un cadeau à la femme et s'en va. »

Voici maintenant le fétichisme du bonnet de nuit. L'observation suivante de Charcot et Magnon est typique à cet égard: « L... âgé de 5 ans, ayant couché pendant cinq mois dans le même lit qu'un parent âgé d'une trentaine d'années, il éprouva pour la première fois un phénomène singulier, c'était une excitation génitale et de l'érection dès qu'il aperçut son compagnon de lit se coiffer de son bonnet de nuit. Vers cette même époque, il avait l'occasion de voir se déshabiller une vieille servante et dès que celle-ci mettait sur sa tête une coiffe de nuit, il se sentait très excité et l'érection se produisait immédiatement.

Plus tard, l'idée seule d'une tête de femme vieille, ridée et laide, mais coiffée d'un bonnet de nuit, provoquait l'orgasme génital. La vue du bonnet seul n'exerçait que peu d'influence, mais son contact provoquait l'érection et l'éjaculation.

C'est dans ces conditions qu'à l'âge de 32 ans il épousa une demoiselle de 24 ans, jolie et pour laquelle il éprouvait une véritable affection.

La première nuit de ses noces, il reste impuissant à côté de sa jeune femme; le lendemain la situation était la même, lorsque désespéré, il évoque l'image de la femme ridée, couverte du bonnet de nuit; le résultat ne se fait pas attendre, il peut immédiatement remplir ses devoirs conjugaux.

Depuis 5 ans il est marié, il en est réduit au même expédient, il reste impuissant jusqu'au moment ou le souvenir rappelle l'image favorite. »

Chez les fétichistes, les uns sont de purs platoniques; ils voient réellement ou en imagination leur fétiche, ou bien encore ils le touchent, cela leur donne une érection et ils s'en tiennent là, d'autant que cette érection est souvent suivie, sans aucune manœuvre de l'éjaculation.

Parmi ces féticheurs que le contact seul du fétiche satisfait, il est une catégorie bien connue, ce sont les frotteurs, dont le docteur Magnan a fait quelques observations :

« Un des premiers frotteurs dont j'ai eu à m'occuper, dit-il, était un homme de 44 ans, prédisposé, alcoolique; il avait depuis longtemps contracté l'habitude de la masturbation, qui a presque entièrement cessé depuis un an. Depuis il n'a plus d'érection et ne peut avoir de rapports sexuels, mais il a parfois des pertes séminales. Depuis cette époque, dit-il, il se sent poussé à des actes contre nature ; à la tombée de la nuit, il se dirige vers les rassemblements, aux stations d'omnibus, auprès des bateleurs, il s'approche et se place derrière une femme, cherchant de préférence la plus grosse, puis il retire sa verge qui reste flasque et se frotte contre les fesses de sa voisine. C'est pendant qu'il se livre à cet exercice, à la station des omnibus de la place Clichy, qu'il est arrêté par un agent des mœurs. »

« Un second frotteur, Louis M..., âgé de 31 ans, marié depuis 6 ans, père de 4 enfants; sa femme l'avait surpris, il y a 3 ans, se masturbant dans une robe de soie qu'il avait maculée de sperme.

Un jour dans les magasins du Louvre, un inspecteur l'aperçoit frottant sa verge contre la robe d'une femme occupée à des emplettes. Conduit devant le commissaire de police, il raconte que, malgré tous ses efforts, malgré les dangers qu'il court, il est impuissant une fois ses organes étalés à résister au désir violent de les frotter sur le derrière d'une femme bien habillée. »

D'autres fétichistes se satisfont différemment; ils complètent l'excitation que la vue, le contact, ou la représentation idéale de leur fétiche leur a procurée en se masturbant.

Le fétichisme des cheveux de femme est fréquent, les individus qui en sont atteints, n'hésitent pas à couper dans la rue les nattes féminines qui les excitent, pour garder auprès d'eux le précieux fétiche et en disposer à leur aise.

Une catégorie de fétichiste assez commune, est celui qui s'attache à un ensemble particulier de la femme, tel est l'amateur des formes plantureuses.

Van Krafft Ebing en cite un cas curieux :

« Un individu d'hérédité très chargée, eut pour fétiche, pendant tout son célibat, la femme aux formes plantureuses. Il épousa une femme de complexion correspondant à son goût ; il était parfaitement puissant avec elle et très heureux. Quelques mois plus tard, sa femme tombe malade et maigrit considérablement. Quand il crut pouvoir reprendre la vie commune, il fut étonné de se voir complètement impuissant et demeura dès lors ainsi à l'égard de sa femme, tandis que les rapports avec les femmes fortes étaient aisés et normaux. »

Tel encore ce fétichisme de la femme boîteuse observé par le même auteur. Ce malade était seulement intéressé par une boîteuse ; quand une femme est atteinte d'une pareille infirmité, elle exerce sur lui un puissant charme sexuel, quelle soit laide ou belle. Dans ses rêves érotiques, il ne voit que des femmes boîteuses. De temps à autre il ne peut pas résister à l'impulsion d'imiter une femme qui boîte. Dans cet état, il est pris d'une violente excitation qui produit chez lui une éjaculation, accompagnée de la plus vive sensation de volupté. »

Le Dr Garnier nous donne une observation d'un genre de fétichisme curieux, c'est le fétichisme des dessous féminins.

« Le sujet, dit-il, surmené par des travaux littéraires poursuivis avec une sorte de fièvre, avait toujours été indifférent à la femme, n'avait jamais songé à se marier et était parvenu à l'âge de 36 ans sans avoir accompli une seule fois le coït. Ce qui l'excitait, c'était le raffinement d'élégance intime de la femme. Il lui est arrivé de se laisser séduire par la débauche d'une courtisane. Il la suivait charmé par la richesse du costume, qui lui faisait deviner la finesse des vêtements de dessous, son appétition se concentrant sur les chemises de baptiste garnies de dentelles, les corsets de satin, les jupons soyeux aux fines broderies, les bas de soie, etc. C'est l'enveloppe de la femme qui lui plaît et non la femme elle-même. Il se présentait quelquefois dans les magasins où se débitent ces articles, et éprouvait une véritable volupté à les toucher. Il fit plusieurs acquisitions, il entassait ces objets chez lui, les contemplait avec amour. »

Un cas de fétichisme du costume a été décrit par Motet :

« Un jeune homme appartenant à une bonne famille, n'éprouvait d'excitation génitale qu'à la vue d'une femme en costume de mariée. Le vêtement seul éveillait sa sensualité, la femme qui le possédait le laissait totalement indifférent. Pour satisfaire sa passion, il passait sa journée aux abords du bois de Boulogne, à la porte des restaurants où se rendaient les cortèges nuptiaux. »

Garnier cite le nom de cet homme qui avait le fétichisme des costumes de nourrices. Ce n'était pas telle ou telle pièce de l'ajustement qui le charmait, c'était l'ensemble. Indifférent aux relations sexuelles normales, il évoquait dans sa chambre solitaire, l'image du costume fétiche et cette représentation provoquait l'organe génital.

Plus singulier est le féticheur des jupons mouillés. Le sujet de cette observation due à Von Krafft Ebing, est un individu qui dès l'âge de 13 ans, était très excité sexuellement à la vue des vêtements mouillés, tandis que la vue de ceux à l'état sec ne lui produisait aucun effet. Son plus grand plaisir était de regarder, par une pluie torrentielle, les femmes dont les jupons étaient trempés ; il entrait en érection à cette vue.

Entre l'homme normal charmé par un costume et le fétichiste vrai du costume, il y a une transition, c'est celle de l'individu que la femme habillée excite seule et non la femme nue, ou encore la femme habillée d'une certaine façon. Le Dr Roubaud a cité le fait suivant :

« X..., fils d'un général, a été élevé à la campagne, à 14 ans il fut initié par une jeune dame aux mystères de l'amour. Cette dame qui était une blonde, portait des cheveux bouclés; afin de ne pas être découverte elle gardait habituellement ses vêtements, ses guêtres, son corset et sa robe de soie, quand elle avait une conversation intime avec son jeune amant.

Après avoir terminé ses études, X... fut envoyé en garnison, il voulut profiter de sa liberté ; mais il constata que ses penchants sexuels ne pouvaient s'exciter que dans certaines conditions déterminées. Ainsi une brune ne lui faisait aucun effet, et une femme en costume de nuit pouvait éteindre complètement tout son enthousiasme en amour. Une femme, pour éveiller ses désirs, devait être *blonde*, chaussée de *guêtres*, avoir un *corset* et une *robe de soie*, en un mot être vêtue tout à fait comme la femme qui la première avait éveillé chez lui l'instinct génital.

Il a toujours résisté aux tentatives qu'on a faites sur lui pour le marier, sachant qu'il ne pourrait s'acquitter de ses devoirs conjugaux avec une femme en costume de nuit. »

Ce ne sont pas seulement les objets qui servent à la toilette des femmes, en eux-mêmes, qui peuvent fixer l'attention des fétichistes, c'est aussi leur constitution et leur couleur; tel a une préférence exclusive pour un vêtement de soie, de velours, de fourrure, de plumes, tel autre pour un objet de couleur rouge ou verte, quelquefois il est nécessaire que l'objet appartienne à une catégorie particulière d'individus.

Voici un exemple cité par Garnier :

« Le sujet est boulanger, il fut arrêté dans la salle de dépêches du *Figaro* où armé de ciseaux, il découpait dans les manteaux des dames près desquelles il se faufilait, des carrés de drap, de velours, de fourrure, suivant la nature des vêtements; il fut trouvé nanti d'un grand nombre de ces découpures et la perquisition opérée chez lui en fit découvrir d'autres.

Dès l'âge de 9 ans ce sujet avait un culte pour les étoffes laineuses et duveteuses, à leur vue et surtout à leur contact il a toujours éprouvé une grande excitation génitale avec érection et parfois éjaculation. Rentré dans sa chambre il s'appliquait sur la peau les découpures dérobées et provoquait ainsi une excitation génitale, qui aboutissait à des manœuvres onaniques. »

Un cas où l'on trouve réunis le coupeur, le tacheur et le brûleur fétichistes est cité par Magnan :

« Pierre B..., à 21 ans, était militaire; il devint amoureux d'une fille et chercha à l'épouser, mais il est éconduit et c'est là, pour lui, le point de départ d'excès de boissons et d'une série d'accidents morbides qu'il définit ainsi :

« Un dimanche, dit-il, je me dirigeai vers une baraque où il y avait une foule et, me trouvant placé à côté d'une jeune bonne, j'éprouvai le désir de posséder son tablier, un tablier blanc semblable à ceux que portait celle que j'aimais; je lui détache son tablier sans qu'elle s'en aperçoive et je l'emporte, je me masturbe dedans, puis je le brûle me masturbant de nouveau.

Je retourne ensuite dans la foule, où je vois une personne portant une robe blanche ; j'éprouve le désir de la souiller d'une façon ou d'une autre. Je vais chez un épicier, j'achète une petite fiole d'encre et je me trouve en érection en regardant la tache que je viens de faire. De retour à la caserne je me masturbais et j'éprouvais un plaisir très vif en revoyant par la pensée ce tablier blanc et cette robe blanche que j'avais souillés.

Un jour, ajoute-t-il, je me trouvais au bazar de l'Hôtel-de-Ville, quand mon attention se porta sur un groupe de femmes. L'idée me vint, pour entrer en érection, de couper leurs robes au moyen d'un canif que j'avais dans ma poche. Je fus surpris par deux agents qui m'arrêtèrent comme pickpocket, bien que j'eusse coupé une robe dans un endroit tout opposé à la poche. Une autre fois je fus arrêté pour avoir répandu de l'huile sur une robe blanche. »

Ce malheureux fut encore arrêté au moment où il brûlait la robe d'une jeune femme avec un cigare. Il avoua en avoir brûlé plusieurs pour se procurer des érections. »

Charcot et Magnan ont publié le cas célèbre du fétichisme des clous de bottines de femme :

« Le sujet vers l'âge de 6 à 7 ans était déjà poussé par un instinct irrésistible à regarder les pieds des femmes pour voir s'il y avait des clous à leurs souliers ; lorsqu'il y en avait, la vue de ces clous produisait dans tout son être un bonheur indéfinissable. Avec l'âge, l'aberration augmenta et bientôt le contact des clous de chaussures de femme amenait immédiatement chez le sujet l'érection sans aucune manœuvre.

Un beau jour, cet individu, fasciné par les clous d'une semelle de souliers de femme aperçus chez un cordonnier, s'arrête, et, sous l'influence de l'irrésistible impulsion, se masturbe en pleine rue. »

II

LES EXHIBITIONNISTES

Exhibitionnistes à répétition.

II

LES EXHIBITIONNISTES

Exhibitionnistes à répétition.

L'exhibitionnisme est une obsession impulsive qui oppresse le malade et le force à accomplir en pleine conscience un acte dont il sent toute l'énormité.

Lassègue a publié une observation caractéristique de ce cas ; il s'agissait d'un jeune homme appartenant à une famille honorable, jouissant lui-même d'une situation enviée comme secrétaire d'un personnage politique de cette époque. Il était distingué d'esprit et de formes et son éducation le rattachait au meilleur monde.

« L'autorité avait été informée, par des plaintes multiples, d'un scandale qui se renouvelait dans les églises, toujours vers la tombée de la nuit. Un homme dont on donnait le signalement se présentait subitement devant une femme en prière dans l'église alors peu fréquentée; il étalait ses organes génitaux sans prononcer une parole et disparaissait dans l'ombre après une courte apparition,

Un soir cet étrange fantaisiste fut arrêté à Saint-Roch, au moment où il se livrait à son exercice périodique devant une vieille religieuse qui poussa un cri et éveilla l'attention du gardien. Le délit était si singulier que le parquet demanda un examen médical. J'eus avec le prévenu de longs entretiens, dont je ne pus dégager que quelques indices. L'impulsion était invincible, elle se produisait périodiquement aux mêmes heures, jamais dans la matinée. »

Le Dr Magnan cite encore ce fait :

« G..., garçon de café, a été arrêté le 20 avril 1888 à Saint-Germain-l'Auxerrois au moment où placé dans le tambour de la porte d'entrée, entre-bâillant le battant extérieur, il venait d'exhiber ses organes génitaux aux regards de plusieurs ouvrières d'un atelier situé dans la maison portant le n° 13 de la rue des Prêtres-Saint-Germain-l'Auxerrois.

L'année d'avant, en 1887, il avait été également arrêté pour avoir exhibé ses organes, rue Bréda, aux regards de deux jeunes filles. »

Garnier raconte qu'un jeune homme de

26 ans, employé d'administration, d'une famille très honorable, fils d'un ingénieur distingué, cédant à un désir irrésistible, ouvrait la porte des boutiques des gantiers, des lingères, des modistes, où il y avait de nombreuses jeunes filles : il n'allait pas plus loin, mais, se campant sur le seuil du magasin, rapidement et sans mot dire, déboutonnait son pantalon, exhibait ses organes génitaux. En ce court étalage se résumait l'impulsion qui s'y épuisait sur-le-champ : — Il fallait, disait-il, qu'on me vît, c'était là le seul besoin que j'avais à satisfaire, mais c'était plus fort que moi. »

Un des caractères de l'exhibitionniste, c'est d'être à répétition ; chaque répétition, quoique marquée par une poursuite judiciaire, n'empêche point le malade à recommencer jusqu'à ce que le tribunal, devant une telle situation, se prend à douter de l'état mental de l'individu et le fait examiner.

On cite le cas d'un individu âgé de 35 ans, qui, soumis à l'examen médical après une série d'exhibitions et de condamnations étonnantes par la répétition :

1° — En 1879, il encourut une condamnation à un mois de prison pour exhibition devant des enfants.

2° — En 1881 même délit, un an et trois mois de prison.

3° — Deux jours après avoir été rendu à la liberté, nouvelle arrestation pour propos obscènes.

4° — En 1883, nouvelle exhibition et nouvelle condamnation.

5° — En 1884, même délit.

6° — En 1885, exhibition devant des filles dans un cimetière. 6 mois de prison.

7° — Relâché le 12 août 1885, il recommence le 15 et se voit infliger trois ans de travaux forcés.

8° — Après avoir purgé sa peine, il se livre encore à une nouvelle série d'exploits et est enfin soumis à l'examen médical et envoyé dans une maison d'aliénés.

III

LE MASOCHISME

Influence de la soumission et de la douleur.
La représentation mentale.
La mixoscopie. — La flagellation et les mauvais traitements.
Cas bizarres. — Amour des sécrétions.
Les stercoraires.
Les suceurs d'orteils. — Un notaire dégoûtant.

III

LE MASOCHISME

Influence de la soumission et de la douleur. — La représentation mentale. — La mixoscopie. — La flagellation et les mauvais traitements. — Cas bizarres. — Amour des sécrétions — Les stercoraires. — Les suceurs d'orteils. — Un notaire dégoûtant.

Cette perversion du sens génital a été dénommée ainsi par Von Krafft Ebing, parce qu'elle a fait le sujet des romans de Sacher Masoch. Cet homme de lettres s'est attaché surtout à dépeindre des hommes dont la jouissance est de se sentir subjugués et même maltraités par les femmes, soit pour

3.

exciter ou faciliter le plaisir sexuel, soit pour constituer un véritable équivalent des excitations sexuelles provoquant l'orgasme.

Les individus qui sont affectés de cette anomalie ne trouvent du plaisir que dans les pratiques douloureuses ou honteuses, à jouer un rôle passif. Ils se font fouetter, pincer, frapper, piétiner par l'objet de leur passion.

Hammond rapporte le cas d'un individu ordinairement d'une moralité exemplaire et bon père de famille, qui de temps en temps se rendait dans une maison mal famée, se déshabillait jusqu'à la ceinture, gardant son pantalon et ses bottes et se faisait piétiner la poitrine et la face par trois filles plantureuses, qu'il payait sans leur avoir demandé autre chose.

Le masochisme se rencontre dans les deux

sexes, il est plus fréquent chez la femme dans les formes atténuées « Ce qu'une femme attend par amour, dit Nietzscher, est assez clair: complet abandon de corps et d'âme, sans égard ni restriction ». Les plus grossières aiment non seulement à être dominées mais même à être battues!

L'importance du rôle de la douleur physique ou morale ést très différente chez les masochistes, chez les uns, la douleur met en éveil l'activité sexuelle dont les derniers actes s'effectuent normalement, c'est une excitation préparatoire; chez d'autres, la douleur doit continuer son action jusqu'au bout et le partenaire ne joue qu'un rôle effacé et absolument passif. Chez d'autres enfin, elle suffit à elle seule à procurer la satisfaction avec tous ses effets physiques; le contact d'une personne de l'autre sexe est tout à fait inutile et peut même provoquer une répugnance absolue; les rapports sexuels peuvent perdre toute signification et n'inspirer que le dégoût. La représentation mentale de mauvais traitements ou d'une subjection quelconque suffit souvent à provoquer l'éréthisme normal.

La représentation mentale est bien mise en évidence dans un cas rapporté par Moll; il s'agit d'un individu qui lui adressait son autobiographie: « — Les représentations mentales que j'ai au moment où je m'abandonne à la masturbation sont de nature sexuelles. A l'âge de dix à douze ans, je me représentais être soumis à un homme qui m'excitait de diverses façons; plus tard, quand je devins plus grand, le rôle que je m'imaginais jouer dans l'acte sexuel était toujours analogue à celui de la femme. Les baisers sur l'anus et tout le corps, agissaient d'une façon excitante, mais avant tout, j'éprouvais le désir d'être battu principalement sur les fesses, par l'homme aimé. Je crois que c'est avec volupté que je me serais soumis à tous les mauvais traitements. J'aurais été heureux de recevoir des coups et certain d'éjaculer en subissant les plus mauvais traitements. C'est une soumission servile à l'homme aimé, allant jusqu'au sacrifice complet de la dignité et marchant de pair avec une fantaisie sans bornes. »

Moll dit avoir connu un de ces pervertis qui n'arrivait à la satisfaction complète, à l'éjaculation, que si l'homme avec lequel il entretenait des relations lui frottait avec une brosse le dos jusqu'au sang; cet acte lui eût été indipensable pour arriver à la jouissance.

Von Krafft Ebing fait entrer dans la catégorie du masochisme un certain nombre de phénomènes : c'est ainsi que des actes répugnants ayant leur source dans le désir d'humiliation et d'abaissement de la personne, se rattachent à cette perversion.

Parmi les faits de ce genre, le plus répugnant se rapporte à un individu dont la plus grande passion consistait à embrasser l'anus d'un homme, par l'accomplissement de cet acte un individu de 50 ans entrait en érection et éjaculait.

« Il existe des hommes, dit Moll, qui, tout en cherchant avec la femme des rapports sexuels, n'éprouvent une entière satisfaction qu'en buvant l'urine de la femme. Le même fait se rencontre quelquefois chez les homosexuels, on en trouve qui n'ont de satisfaction sexuelle complète que si leur compagnon urine dans leur propre bouche, c'est à cette condition que l'inverti passif est capable d'éjaculer.

Il est des individus, comme nous le verrons plus loin, qui trouvent des satisfactions suprêmes à lécher les régions couvertes de sueur, les aisselles, les pieds, à se faire souiller de matières fécales ou à sentir des excréments.

Il existe encore une forme particulière de perversion sexuelle décrite par Moll et nommée par lui la *Mixoscopie*. « Il existe, dit cet auteur, des hommes qui trouvent leur satisfaction non pas dans le coït avec la femme, mais dans le spectacle d'un autre homme pratiquant le coït. Il existe probablement une certaine parenté entre ce phénomène et le masochisme, il est possible que l'excitation soit provoquée par la douleur de voir la femme être possédée par un tiers:

« Dans l'infidélité de la femme aimée se « trouve un charme douloureux qui est la « jouissance suprême. »

« S. Masoch; *la Vénus en fourrures.* »

Tarnowski, cité par Moll, a publié un cas analogue du plus haut intérêt. Il s'agit de deux garçons auxquels un homme avait appris à se masturber. Lui-même se contentait de les regarder et intervenait quelquefois, mais seulement en pédéraste.

Von Krafft publie l'autobiographie d'un masochiste, très curieuse, et qui se termine par les renseignements suivants:

« ... Une de mes préoccupations constantes était de savoir si l'idée étrange qui me dominait au point de vue sexuel, se rencontrait aussi chez d'autres hommes, et depuis les premiers renseignements que j'ai obtenus par hasard, j'ai fait de nombreuses recherches dans ce sens. Toute une série de prostituées de Paris, Berlin, Vienne et d'ailleurs m'ont donné des renseignements à ce sujet, et j'ai appris de cette manière combien sont nombreux mes compagnons de douleur.

La flagellation est si répandue que chaque prostituée est outillée pour cela. Les cas de masochisme sont aussi très fréquents. Les hommes atteints de cette perversion se soumettent aux tortures les plus raffinées avec les prostituées auxquelles on a fait la leçon, ils exécutent toujours la même comédie; l'homme se prosterne humblement, il a ensuite coups de pieds, ordres impérieux, injures et menaces apprises par cœur, ensuite flagellation, coups sur les diverses parties du corps et toutes sortes de tortures, piqûres d'épingles jusqu'à faire saigner, etc; la scène se termine parfois par le coït, souvent par une éjaculation sans coït. Quelques prostituées m'ont montré, à deux reprises différentes, des chaînes de fer avec menottes que leurs clients se faisaient fabriquer pour être enchaînés, puis les pois secs sur lesquels ils se mettaient à genoux, les coussins hérissés d'aiguilles sur lesquels ils devaient s'asseoir sur un ordre de la femme. Parfois l'homme pervers exige que la femme lui ligotte le pénis pour lui causer des douleurs, qu'elle lui donne des coups de canif ou qu'elle le frappe avec des bouts de bois. D'autres se font légèrement égratigner avec la pointe d'un couteau ou d'un poignard, mais il faut qu'en même temps la femme le menace de mort.

Dans toutes ces scènes, la symbolique de

la soumission est la principale chose. La femme est habituellement appelée *la maîtresse*, l'homme *l'esclave.* »

« Dans la flagellation, dit Von Krafft, il se présente deux cas: la flagellation passive peut par l'irritation mécanique des nerfs produire des érections réflexes. Les débauchés affaiblis ont recours à cet effet pour stimuler leur puissance génitale endormie, c'est une perversité, non une perversion.

Chez les masochistes, c'est la perversion, c'est la soumission à la femme qui constitue le point le plus important; le mauvais traitement n'est qu'une manière d'exprimer cette condition, et, il faut ajouter, la manière la plus expressive. Il y a une particularité très importante à considérer: c'est que si l'on donne au masochiste la flagellation tant désirée, elle ne produit pas toujours son effet.

Souvent elle est suivie d'une déception plus ou moins vive; ce qui arrive toutes les fois que le but du masochiste qui veut se créer par l'illusion la situation tant désirée d'être à la merci de la femme n'est pas atteinte et que la femme qu'il a chargé d'exécuter cette comédie apparaît comme l'instrument docile de sa propre volonté. Il faut que le fait soit caractérisé par le désir *exaucé* du masochiste pour être considéré comme un acte de masochisme. Quand on ne possède pas de détails sur l'origine du cas, les circonstances accessoires peuvent faire connaître clairement le caractère de la perversion, c'est ce qui arrive dans les cas suivants.

Un malade de Tarnowsky a fait louer par une personne de confiance un appartement pour les périodes de ses accès, et il a fait instruire le personnel (trois prostituées) de tout ce qu'on doit faire.

Il venait de temps en temps; alors on le déshabillait, on le masturbait, on le flagellait. Il faisait semblant d'opposer une résistance, demandait grâce, alors on lui donnait à manger, on le laissait dormir, mais on le retenait malgré ses protestations, et on le battait s'il se montrait récalcitrant.

Ce manège durait quelques jours. L'accès passé, on le relâchait et il rentrait chez sa femme et ses enfants qui ne se doutaient pas le moins du monde de sa maladie. Les accès revenaient une ou deux fois par an. »

Voici encore deux observations édifiantes:

« Un homme trouve sa satisfaction sexuelle de la manière suivante: Il va chez une prostituée, il fait serrer son pénis dans un anneau de porcelaine, on attache sur cet anneau deux ficelles qu'on passe entre ses jambes par derrière et qu'on attache ensuite au lit. Alors l'homme prie la femme de le fouetter sans miséricorde et de le traiter comme un cheval rétif. Plus la femme le pousse à tirer par ses cris et par ses coups de fouet, plus il sent augmenter en lui l'exaltation sexuelle, il a une érection et alors l'éjaculation se produit avec une vive sensation de volupté. »

« Tous les trois mois, un homme d'environ quarante-cinq ans, venait chez une prostituée et lui payait dix francs pour faire ce qui suit : La femme devait le déshabiller, lui lier les pieds et les mains, lui bander les yeux et en outre fermer les volets des fenêtres pour rendre la chambre obscure. Alors elle le faisait asseoir sur un divan et l'abandonnait dans cet état. Une demi-heure plus tard, la fille devait revenir et délier les cordes. L'homme payait alors et s'en alait pour revenir trois mois après. »

Von Krafft Ebing, qualifié de masochisme larvé certains actes malpropres commis dans le but de s'humilier et de se procurer une satisfaction sexuelle.

« On a constaté, dit-il, de nombreux exemples d'hommes pervers dont l'excitation sexuelle était produite par les sécrétions ou même les excréments des femmes qu'ils cherchent à toucher. La signification masochiste des actes dégoûtants existe clairement dans le cas suivant qu'un collègue m'a communiqué. »

« ... H. R. G., propriétaire, major en retraite qui est mort à l'âge de 67 ans, est issu d'une famille où la légèreté, les dettes et le relâchement des idées éthiques sont héréditaires. Dès sa jeunesse, il s'adonne aux débauches les plus folles. Il était connu comme organisateur des *bals de nu*. D'un caractère brutal et cynique, mais sévère et exact dans son service militaire qu'il a dû quitter pour une affaire malpropre qui n'a jamais été divulguée, il vécut en particulier pendant dix-sept ans, insouciant de l'administration de sa fortune, il s'introduisait partout comme viveur; mais on l'évitait à cause de sa lascivité; malgré sa brusquerie, on lui faisait sentir qu'il était mis au ban de la bonne société. Voilà ce qui le décida à fréquenter par la suite le monde commun des cochers, des ouvriers et le *zinc* des cabarets. On n'a pu établir s'il avait des rapports sexuels avec des hommes; mais il est bien certain que, même à un âge avancé, il organisait avec un monde très mélangé des orgies, et, jusqu'à la fin de ses jours, il garda la réputation d'un débauché.

Dans les dernières années de sa vie, il avait pris l'habitude de stationner, le soir, près des maisons en construction, il choisissait parmi les ouvriers qui quittaient le bâtiment les plus sales et les invitait à l'accompagner. Il est bien établi qu'il faisait déshabiller ces journaliers et qu'il leur suçait ensuite l'orteil; par ce procédé, il réveillait son excitation sexuelle qu'il satisfaisait ensuite. »

Cantérano, dans la *Psichiatria*, publie une observation d'un individu qui, avant de pratiquer le coït et pour la même raison, suçait l'orteil d'une prostituée qui depuis longtemps n'avait pas été lavé.

Le même auteur raconte qu'un prince Russe très décrépit faisait déféquer sa maîtresse sur sa poitrine; elle devait s'accroupir au-dessus de lui en lui tournant le dos. De cette manière, il a pu réveiller ses sens génésiques.

Un autre entretient très généreusement une maîtresse à la condition qu'elle mange du pain d'épice, afin qu'elle soit bien disposée à lui déféquer dans la bouche!

De pareils faits ne sont pas aussi rares qu'on pourrait le supposer. Toutes les sécrétions possibles, la salive, la mucosité nasale et même le cérumen des oreilles sont employés dans ce but et avalés avec avidité.

Enfin, d'après Von Krafft Ebing, nous donnons ici place au fait suivant:

« Un notaire, connu dans son entourage comme un original et un misanthrope depuis sa jeunesse et qui pendant qu'il faisait ses études était adonné à l'onanisme, avait l'habitude, et il raconte lui-même le fait, de stimuler ses désirs sexuels en prenant un certain nombre de papiers de latrines dont il s'était servi. Il les étalait sur la couverture de son lit, les regardait et reniflait jusqu'à ce que l'érection se produisît; érection dont il profitait ensuite pour accomplir l'acte de la masturbation.

Après sa mort on a trouvé près de son lit un grand panier rempli de papiers. Sur chaque feuille, il avait soigneusement noté la date.

IV

LE SADISME

Les sanguinaires. — Les piqueurs.
Le monsieur aux poules.
Volupté monstrueuse, assassin et anthropophage.

IV

LE SADISME

Les sanguinaires. — Les piqueurs. — Le monsieur aux poules. — Volupté monstrueuse, assassin et anthropophage.

Il existe incontestablement chez certains individus une satisfaction maladive à faire souffrir leurs victimes. On connaît l'histoire du marquis de Sade ; réduisant ses pratiques en système, il avait créé vers le commencement du dernier siècle sa fameuse théorie du plaisir sanglant. Il prétendait que dans les relations sexuelles, le plaisir de l'un se mesurait aux souffrances de l'autre. Dans son roman intitulé *Justine*, il multiplie les combinaisons les plus insensées, dont un des exemples constitue à posséder une femme pendant que le sang coule à flots des incisions larges et profondes pratiquées sur ses seins. Il faut remarquer que non seulement le marquis de Sade décrit ces faits, mais que réellement il les mettait en pratique. Il attirait chez lui des femmes auxquelles il faisait subir ces mutilations.

Le marquis de Sade a été souvent dépassé, Blumroeder a soigné un homme qui, pendant le coït, avait eu la poitrine dévorée par une femme lascive.

Le sadisme présente des actes les plus variés. Von Krafft Ebing cite un homme auquel il n'arriva qu'une fois d'éprouver la volupté sexuelle, c'est lorsqu'il viola une jeune fille. Tantôt tout se borne à de mauvais traitements ou à des souillures, pincement, piqûres, flagellation, badigeonnages avec des substances malpropres, injonctions humiliantes, etc. Tantôt c'est la mutilation ou le meurtre qui s'impose.

On a observé plusieurs sadiques qui n'éprouvaient une véritable satisfaction sexuelle qu'en étranglant leurs victimes ou en les découpant et les mutilant.

Un sadique cité par Brierre de Boismont forçait sa victime à se poser des sangsues aux organes génitaux avant d'avoir des rapports avec elle.

D'autres ont du plaisir à sucer le sang des plaies qu'ils ont faites.

Il y a des piqueurs de fesses, des piqueurs de bras, des piqueurs de jambes.

Dans bien des cas, des hommes sadiques et pervers qui reculent devant un crime commis sur des hommes, ou qui en général ne tiennent qu'à voir souffrir un être vivant quelconque, ont recours à la torture des animaux ou au spectacle d'un animal mourant, pour augmenter leur volupté.

D'après Mantagazza, des Chinois dégénérés auraient l'habitude de se livrer à un sport horrible qui consisterait à sadomiser des canards et à leur couper le cou avec un sabre au moment de l'éjaculation.

Il existe des cas de sadisme chez la femme. Von Krafft Ebing rapporte ce fait :

« Un homme marié s'est présenté chez moi et m'a montré de nombreuses cicatrices de blessures sur ses bras; voici ce qu'il m'a raconté sur leur origine. Toutes les fois qu'il veut s'approcher de sa jeune femme qui est un peu nerveuse, il est obligé d'abord de se couper au bras; elle suce ensuite le sang de la blessure et alors il se produit chez elle une vive excitation sexuelle. »

Moll raconte cet autre cas :

Mme H..., 26 ans, bien que mariée et mère d'un enfant n'a jamais eu de désirs d'accomplir le coït. Elevée dans des principes très sévères, elle resta jeune fille, dans l'ignorance la plus complète des choses sexuelles. Depuis l'âge de 15 ans elle a des menstrues régulières, ses parties génitales ne présentent aucune anomalie. Non seulement le coït ne lui procure aucun plaisir, mais c'est pour elle un acte désagréable et cette aversion s'est de plus en plus développée. Elle ne comprend pas comment on peut considérer un pareil acte comme le suprême bonheur de l'amour, sentiment qui, à son avis, est trop élevé pour pouvoir être rattaché à l'acte sexuel.

Il faut dire que la malade aime sincèrement son mari, qu'elle a beaucoup de plaisir à l'embrasser, mais elle ne peut pas comprendre que les parties génitales jouent un rôle en amour.

Seulement Mme H... éprouve une grande volupté à mordre son mari jusqu'au sang et c'est par cette satisfaction que lui procure son mari qu'elle se prête au coït durant lequel elle mord avec d'autant plus de plaisir que la morsure se fait cruellement sentir. »

Dans les cas où l'homme éprouve une satisfaction à voir souffrir les animaux, il semble que l'émotion suffise à réaliser l'excitation sexuelle chez le sujet prédisposé à une irritabilité spéciale.

Hoffmann cite le *monsieur aux poules* qui faisait tuer ses volatilles devant lui, un autre faisait torturer des poules et des lapins. Mac

Donald dit avoir connu un individu qui éprouvait de la jouissance à la lecture d'acte de violence.

Ulrich a rapporté le cas de V... de Zastrow qui recherchait les jeunes garçons impubères et fut poursuivi devant les tribunaux en 1869 pour toutes sortes de mauvais traitements qu'il leur avait infligés, morsures à la face, plaies, arrachement des testicules. De même le maître d'école Pellanda de Landsberg qui avait une telle passion pour les garçons, qu'il leur mordait les joues jusqu'au sang.

Gyurkowechky a observé un garçon de 15 ans qui avait un ami de 14 ans; la mère de ce dernier avait remarqué que son fils portait des meurtrissures sur les bras, les reins et les cuisses. On apprit que ce garçon était payé par l'autre pour se laisser fortement pincer. Quand il criait et pleurait de douleur, le sadique continuait à le pincer d'une main et à se masturber de l'autre.

Plusieurs cas célèbres de sadiques ont été publiés, mais le prototype est certainement celui de Verzéni. La vie de ses victimes dépendait de la manifestation hâtive ou tardive de l'éjaculation. Ce cas mémorable renferme à lui seul tout ce que la science moderne a enregistré de monstrueuse volupté, de rage de tuer et d'anthropophagie.

« Vincent Verzéni, né en 1849, fut arrêté le 8 juin 1872 sous l'inculpation :

1° — D'avoir essayé d'étrangler sa cousine Marianne alors qu'elle était couchée, malade dans son lit, il y a 4 ans.

2° — D'avoir commis le même délit sur la personne de l'épouse d'Arsuffi âgée de 27 ans.

3° — D'avoir essayé d'étrangler Mme Gala

en lui serrant la gorge pendant qu'il était sur son corps.

4° — Il est en outre soupçonné d'avoir commis les assassinats suivants : — Au mois de décembre, le matin entre 7 et 8 heures, Jeanne Motta se rendait dans une commune voisine, comme elle ne rentrait pas, le maître chez qui elle était servante, partit à sa recherche et trouva sur un sentier près du village, le cadavre de cette fille horriblement mutilé. Les viscères et les parties génitales étaient arrachées du corps. La nudité du cadavre, les érosions aux cuisses firent supposer un attentat contre la pudeur, près du cadavre on trouva une partie détachée du mollet droit. Le 28 août 1871, de bon matin, Mme Frigéni, âgée de 28 ans, alla aux champs. Comme à 8 heures elle n'était pas encore rentrée, son mari partit pour aller la cher-

cher. Il la retrouva morte dans un champ, portant autour du cou des traces de strangulation, le ventre ouvert laissait sortir les entrailles.

Le 29, à midi, comme Marie Pervilati, âgée de 19 ans, traversait les champs, elle fut poursuivie par son cousin Verzeni, traînée dans un champ de blé, jetée par terre, serrée au cou. Quand il la relâcha un moment pour s'assurer qu'il n'y avait personne dans le voisinage, la fille se releva et obtint, sur ses instantes prières, qu'il la laissât partir.

Verzeni avoua ses crimes et dit les mobiles qui l'y avaient poussé.

L'accomplissement de ces crimes, dit-il, lui avait procuré une sensation extrêmement voluptueuse, accompagnée d'érection et d'éjaculation. A peine avait-il touché sa victime au cou, qu'il éprouvait des sensations sexuelles. En ce qui concerne ces sensations, il lui était absolument égal que la femme soit vieille, jeune, laide ou belle.

Dans les deux cas cités, la satisfaction sexuelle tardait à venir, alors il avait serré le cou jusqu'à ce que la victime fût morte. La satisfaction qu'il éprouvait pendant la strangulation était plus grande que celle que lui procurait la masturbation.

Les contusions à la peau des cuisses et au pubis étaient faites avec les dents lorsqu'il suçait avec grand plaisir le sang de sa victime. Il avait sucé un morceau de mollet et l'avait emporté pour le griller à la maison, mais, se ravisant, il l'avait rejeté, de crainte que sa mère ne s'aperçût de ses menées.

Il avait emporté avec lui les viscères parce qu'il avait du plaisir à les renifler et à les palper. Après ces actes, il éprouvait un certain bien-être et un sentiment de grande satisfaction.

Jamais l'idée ne lui était venue de toucher aux parties génitales des femmes qu'il torturait, ni de souiller ses victimes. Il lui suffisait de les étrangler et de boire leur sang.

— J'éprouvais, dit-il, un plaisir indicible quand j'étranglais des femmes, je sentais alors des érections et de véritables désirs sexuels. Rien que le reniflement des vêtements de femme, me procurait déjà du plaisir... Je ne suis pas fou, mais au moment d'égorger, je ne voyais plus rien. »

« Cet homme a été amené seul à ses actes pervers, dit Lombroso, après avoir remarqué à l'âge de douze ans, qu'il éprouvait du plaisir chaque fois qu'il avait des poulets à tuer. »

Lombroso cite encore ce cas : « Le nommé

Cruyo, de Vittoria (Espagne), âgé de 41 ans, autrefois de bonne conduite exemplaire et qui avait été marié trois fois, a étranglé six femmes en dix ans. Les victimes, presque toutes des filles publiques et pas jeunes, après les avoir étouffées, il leur arrachait par le vagin, les intestins. Il abusa de quelques-unes de ses victimes avant de les assassiner. »

V

LES NÉCROPHILES

Amoureux de cadavres. — Dépéceurs de cadavres.

5.

V

LES NÉCROPHILES

Amoureux de cadavres. — Dépéceurs de cadavres

Le cas de viol de cadavres constitue une variété de perversion faisant suite à celle des assassins par volupté.

« Dans certains cas, dit Von Krafft Ebing, il ne se produit peut-être pas d'autre phénomème qu'un désir effréné qui ne considère pas la mort de l'objet aimé comme un empêchement à la satisfaction sexuelle. Tel est peut-être le cas rapporté par Moreau: Un homme de 23 ans a fait une tentative de viol sur Mme X... âgée de 53 ans, a tué cette femme qui se défendait, puis a abusé d'elle sexuellement et, l'acte commis, l'a jetée à l'eau; il a repêché ensuite le cadavre pour le souiller à nouveau.

Il est des cas où le cadavre est manifestement préféré à la femme vivante. Si l'auteur ne commet pas d'autres actes de cruauté (dépècement) il est alors probable que c'est l'inertie du cadavre qui fait le charme. Il se peut qu'un cadavre qui représente la femme aimée avec une absence totale de volonté, soit, par ce fait même, capable de satisfaire le besoin morbide, de subjuguer d'une manière absolue et sans aucune possibilité de résistance l'objet désiré.

Brierre de Boismont, dans la *Gazette médicale* du 2 juillet 1859, raconte l'histoire d'un nécrophile, qui après avoir corrompu les gardiens s'est introduit dans la chambre mortuaire où gisait le cadavre d'une fille de 16 ans, enfant d'une famille très distinguée.

Pendant la nuit on entendit dans la chambre mortuaire un bruit comme si un meuble avait été renversé. La mère de la jeune fille décédée pénétra dans la chambre et aperçut un homme en chemise qui venait de sauter du lit de la morte. On le prit d'abord pour un voleur, mais bientôt on s'aperçut de quoi il s'agissait.

On apprit que le nécrophile, fils d'une grande famille, avait souvent déjà violé des cadavres de jeunes femmes; il fut condamné aux travaux forcés à perpétuité. »

Le viol des cadavres n'est pas limité exclusivement aux corps d'un autre sexe. On connaît le cas du sergent Bertrand publié par Méchéa — 1849 — Cet individu couvrait les cadavres de baisers, les caressait et les violait finalement, d'autres fois, il coupait le cadavre en morceaux et se masturbait en le regardant. Dans ces cas, c'étaient indifférem-ment des cadavres des deux sexes.

VI

BESTIALITÉ

Rapports entre animaux et femmes. — Amoureux de lapines.
L'homme et la chèvre.

VI

BESTIALITÉ

Rapports entre animaux et femmes. — Amoureux de lapines. — L'homme et la chèvre.

La bestialité, quelque monstrueuse et répugnante qu'elle soit, a souvent pour cause une moralité tombée à un niveau très bas: une forte impulsion sexuelle qui se butte à des obstacles pour la satisfaction naturelle; elle peut aussi être le résultat d'affection morbide.

La bestialité n'est pas un fait rare dans les étables de vaches ou les écuries de chevaux. A l'occasion un homme s'en prend aussi aux chèvres et même aux poules.

Frédérick le Grand donne cet ordre au sujet d'un cavalier qui avait été surpris avec une jument: « — Ce gaillard est un cochon, il faut le mettre dans un régiment d'infanterie. »

Les rapports des femmes avec des animaux se bornent aux relations avec des chiens. Un exemple monstrueux de perversion morale est le cas rapporté par Maschka d'une femme qui, à Paris, en petit comité, contre une entrée payée, se montrait devant des débauchés et se laissait couvrir par un bulldogue dressé à cette fonction.

Kowoleski nous rapporte cette observation: « Le nommé X... se livre à des actes contre nature sur des animaux. En février dernier, son patron a constaté qu'une de ses lapines était crevée par suite d'attouchements auxquels il se livrait sur elle. Peu après il s'est aperçu que son chien maigrissait dans des conditions extraordinaires. Enfin, il y a quinze jours, il a perdu encore [illegible]s autres lapines et l'autopsie a permis de constater que X... avait eu des relations avec elles. Il existe dans ces actes de bestialité de notre sujet, deux tendances fort distinctes: Tantôt il pollue les animaux, tantôt il va plus loin et consomme l'acte vénérien. Toutefois, dans les deux variétés d'impulsion, la dernière est la plus fréquente. Tandis que pour satisfaire la première, il prend le premier animal venu, pour la deuxième, les lapines seules l'impressionnent. A la tombée de la nuit, il se dirige vers la soupente où sont logés les lapins, il s'empare d'une lapine, l'embrasse avec fureur, la presse contre lui et accomplit le coït. Le nombre de ses victimes est grand, car la disposition des organes amène presque toujours la mort de la femelle. »

Les docteurs Boissier et Lechaux donnent un cas intéressant:

« Jules L..., a 35 ans, a été dès son enfance et à plusieurs reprises tourmenté par une incompréhensible envie de s'accoupler avec des animaux. A 9 ans, se trouvant seul à l'étable, il eut des relations sexuelles avec une poule; à 13 ans avec une génisse, à 17 ans enfin avec une ânesse. A 20 ans, il se marie et semble guéri.

A l'âge de 27 ans il se met à boire, le mal le reprend. Il devait un jour conduire au bouc, dans un village voisin, une sienne chèvre; il l'avait étendue dans un tombereau qu'il conduisait lui-même, assis sur une planche. La présence de cette chèvre allant au mâle lui causait un vague malaise, augmenté par la solitude de la route longue et déserte, et qui fit place bientôt à un furieux désir d'avoir des rapports avec cette bête.

L'envie prend dès lors une intensité inouïe; il cherche d'abord à s'en défendre... mais la tentation est si affreuse qu'il sent sa volonté s'égarer. Il lâche les rênes et se cramponne aux bords du tombereau pour résister. Les violents battements de son cœur l'ébranlent tout entier, sa poitrine est remuée douloureusement, il sent qu'il est tout pâle. A ce trouble général, s'ajoute une excitation génésique, il est en érection! sa situation devient tout à fait intolérable... A bout d'efforts, il se couche au fond de la charrette, et, non sans peine arrive à ses fins !

Le malheureux avoue qu'il n'a jamais eu tant de plaisir dans un rapport normal. »

Voici un autre cas:

« Dans une ville de province, un homme de classe supérieure, âgé de 30 ans, a été surpris en rapports sodomiques avec une poule. Depuis longtemps on recherchait le malfaiteur, car les poules de la maison dépérissaient l'une après l'autre.

Le Président du tribunal demande à l'accusé comment il avait pu s'aviser de commettre une action aussi dégoûtante; il se défendit en invoquant la petitesse de ses parties génitales qui lui rendait impossible tout rapport avec les femmes. L'examen médical a, en effet, constaté une exiguité extraordinaire des parties. Cet individu était tout à fait normal au point de vue intellectuel. »

Le Dr Tardieu, dans son *Traité d'at-*

tentats aux mœurs, dit avoir eu à s'occuper d'un cas singulier, il s'agissait de déterminer les lésions éprouvées par un homme qui avait trouvé la mort dans des rapports avec un taureau. Cet individu s'était accroupi sous l'animal, son pantalon abaissé, et avait reçu dans l'anus le pénis du taureau, qui lui avait déchiré le rectum.

Tardieu a rapporté encore le cas d'un homme qui se faisait sodomiser par un chien.

VII

ABERRATION SEXUELLE CHEZ LA FEMME

L'inversion de l'homme. — Inversion de la femme.
Le cas célèbre de Sandor, Sarolta V...
Rapport médical.

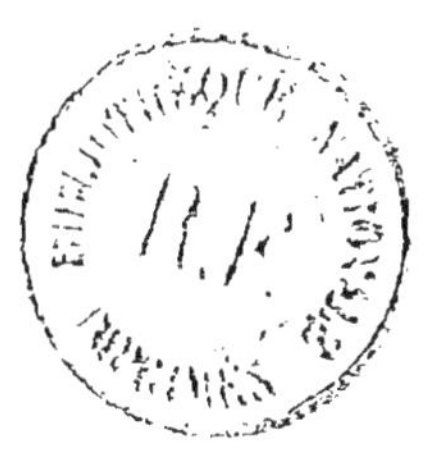

VII

ABERRATION SEXUELLE CHEZ LA FEMME

L'inversion de l'homme. — Inversion de la femme. — Le cas célèbre de Sandor, Sarolta V... — Rapport médical.

Ce genre de perversion dans le développement des sentiments et des caractères se manifeste dès l'enfance. Le garçon aime à passer son temps dans la société des petites filles, à jouer aux poupées, à aider sa maman dans les travaux du ménage, etc.

La contre-partie est représentée par l'inverti féminin, dès l'âge de la petite fille. Elle n'aime pas à jouer à la poupée, sa passion est le cheval à bâton, le jeu des soldats et des brigands. Elle montre non seulement de l'antipathie pour les travaux féminins, mais elle y montre aussi une maladresse insigne, sa toilette est négligée, elle aime les manières rudes et garçonnières.

Quant aux penchants sexuels chez ces êtres, les hommes se sentent femme devant un homme et les femmes se sentent hommes devant une femme.

Dans le cas d'une inversion complètement développée, l'amour pour un être de l'autre sexe paraît à l'individu atteint comme quelque chose de tout à fait incompréhensible. Un essai dans ce sens échoue, par le fait que l'idée entravante de dégoût et même d'horreur rend l'érection impossible.

Au point de vue féminin, il est peu de faits

plus intéressants à cet égard que celui de Von Krafft-Ebing a publié : c'est l'histoire du comte Sandor, dont voici quelques passages caractéristiques:

« Le 4 novembre 1889, le beau-père d'un certain comte V. Sandor, se plaignait au parquet que le comte lui avait extorqué 800 florins, sous prétexte qu'il avait besoin de cette somme pour un cautionnement qu'il devait déposer pour devenir secrétaire d'une société d'actions. On a en outre établi que Sandor avait falsifié des traites ; que la cérémonie nuptiale du printemps 1889, lorsqu'il s'était uni à sa femme, était fictive, et que surtout ce prétendu comte Sandor n'était pas un homme, mais une femme déguisée en homme et dont le vrai nom était comtesse Sarolta (Charlotte de V.).

Sandor fut arrêté et une instruction judiciaire fut ouverte contre lui pour escroquerie et falsification de documents publics. Dans le premier interrogatoire, Sandor, né le 6 décembre 1866, reconnut qu'il était du sexe féminin, de culte catholique, célibataire et vivait comme auteur sous le nom de comte Sandor.

La comtesse Sarolta V..., issue d'une famille lourdement tarée, avait été élevée par son père jusqu'à 12 ans tout à fait en garçon, il la faisait monter à cheval, conduire, chasser; il admirait son énergie et l'appelait Sandor. Mise en pension à 13 ans, elle noua une liaison d'amour avec une Anglaise, à laquelle elle déclara être un garçon ; et qu'elle enleva.

Sarolta revint ensuite chez sa mère qui n'avait aucune action sur sa fille et qui permit à Sarolta de redevenir Sandor, qu'elle portât de nouveau des vêtements de garçon et qu'elle eut chaque année au moins une liaison d'amour avec des personnes de son sexe. En même temps, Sarolta recevait une éducation très soignée, faisait de grands voyages avec son père, toujours habillée en homme, fréquentait les cafés, même les lieux équivoques et se vantait d'avoir été au lupanar. Sarolta se grisait souvent, était passionnée pour les sports virils, très forte en escrime.

Ce fut l'été de 1887, pendant son séjour dans une station balnéaire, que Sarolta fit la connaissance de la famille d'un fonctionnaire très estimé, M. E... Aussitôt Sarolta devint amoureuse de M... la fille de M. E... et en fut aimée. Pendant l'hiver les amoureux échangeaient des lettres. En avril 1888, le comte Sandor (Sarolta) vint faire une visite et, au mois de mai 1889, il atteignit le comble de ses désirs : Marie fut unie par un pseudo-prêtre Hongrois à son Sandor adoré.

Le couple vivait heureux et joyeux, et sans la plainte déposée par le beau-père, ce simulacre de mariage aurait encore duré longtemps. Il est à remarquer que pendant la longue période de son état de fiancé, Sarolta a réussi à induire la famille de sa fiancée en erreur complète sur son véritable sexe.

Sarolta a 150 centimètres de taille, elle est d'une charpente osseuse délicate et maigre, mais étonnamment musculeuse sur la poitrine et sur la partie supérieure des cuisses; sa démarche avec des vêtements d'homme est maladroite.

Toute son attitude a l'air résolu, énergique, et dénote une certaine confiance en sa propre force. Le regard est intelligent, un peu sombre, ses pieds et ses mains sont remarquablement petits.

Les parties tendineuses sont remarquablement velues, tandis qu'on ne lui voit pas de barbe. Le torse ne répond pas du tout à la conformation féminine, la taille manque. La voix est dure et grave, les seins peu développés. Le mont de Vénus est couvert de poils touffus et foncés. Les parties génitales sont tout à fait féminines, sans aucune trace d'hermaphrodisme, mais le développement s'est arrêté, elles ont le type de celles d'une fille de 10 ans. Les grandes lèvres se touchent presque complètement, les petites ont la forme d'une crête de coq. L'hymen manque de même que les caroncules myrtyformes. Le vagin est tellement étroit que l'introduction d'un membre viril serait impossible, il est évident que le coït n'a pas eu lieu.

Le bassin est aminci dans tous les sens, rabougri, avec un type masculin très prononcé. L'utérus est senti à travers le rectum, gros comme une noix.

En raison du peu de largeur du bassin, les cuisses ne sont pas convergentes comme c'est le cas chez la femme, mais leur position est tout à fait droite. »

FIN

TABLE ANALYTIQUE

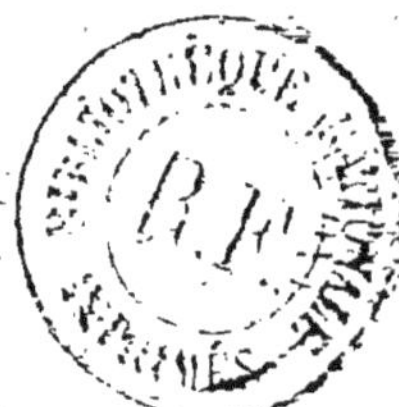

———*———

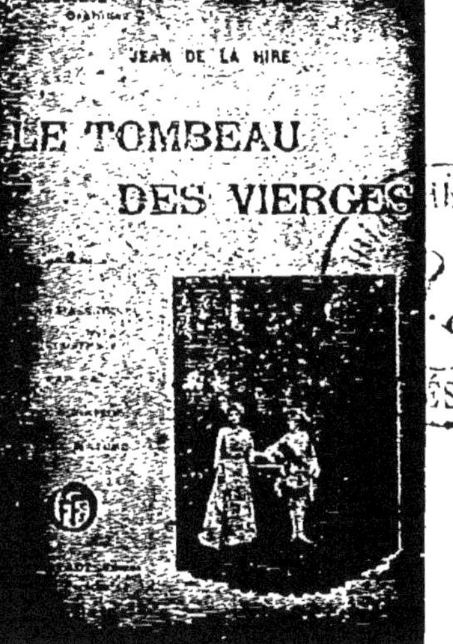

JEAN DE LA HIRE

LE TOMBEAU DES VIERGES

Roman passionnel historique

Jean de la Hire nous transporte à l'époque la plus perverse de notre histoire; nous avons désigné le règne de Louis XV.

L'auteur nous peint le temps où il y eut un concours de beauté dans la chambre secrète de la marquise de Pompadour ; le temps où les demoiselles d'honneur n'avaient qu'une ambition, celle de faire, en se prostituant, la fortune de leur famille ; le temps où ladite Pompadour, ayant perdu sa chemise, la retrouva le soir même sur le dos de l'abbé d'Aigre, le digne ecclésiastique qui, sur un plat d'argent, offrit à Louis XV la vertu d'une certaine Mlle Marie, vertu ardemment convoitée.

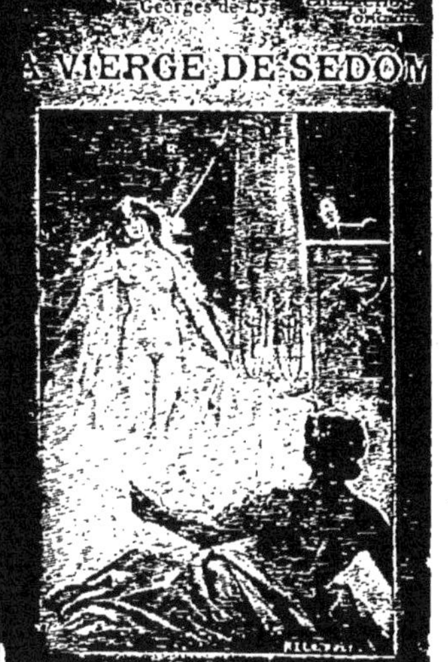

GEORGES DE LYS

LA VIERGE DE SÉDOM

Roman passionnel

Tandis que dans l'île de Lesbos les femmes fuyaient la caresse brutale des hommes et, fanatiques des formes blanches, des seins dressés et des longues chevelures éparses sur des torses nacrés, aimaient à se mirer dans les yeux bleus de leurs sœurs, à Sédôm, à Sodome, comme on écrit plus souvent, les hommes dédaignaient les femmes à un tel point que la colère du Seigneur détruisit de fond en comble la ville maudite

C'est cette cité des amours contre nature que Georges de Lys, fait sortir de la nuit des temps et dont il a évoqué avec un art infini les perverses images.

PRIX : 3 fr. 50

*OFFENSTADT, Editeur, 39, rue de Trévise, PARIS, IX*e

JEAN DE LA HIRE

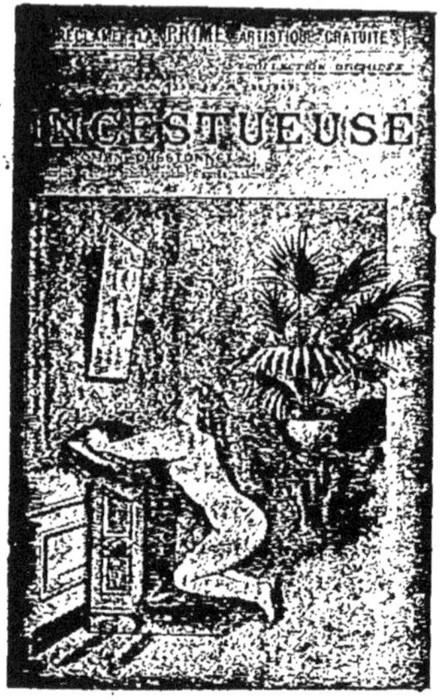

INCESTUEUSE

Roman passionnel
illustré par la photographie
d'après nature.

Dans un château situé au pied des Pyrénées, un vieux philosophe vit avec sa petite fille, Blanche, et un jeune homme qu'il a recueilli tout enfant, Jacques.

Blanche et Jacques ont grandi ensemble, et les voilà en pleine puberté. Un jour, les deux jeunes gens causent de choses et autres. Tout à coup Blanche se lève et, affolée, va s'enfermer dans son boudoir, se demandant anxieusement quelle force inconnue l'agitait. C'était l'amour et peut-être le seul désir de la chair. La frayeur passe, mais le sentiment reste. Ce qui doit arriver arrive, comme dit Hamlet.

ADRIENNE SAINT-AGEN

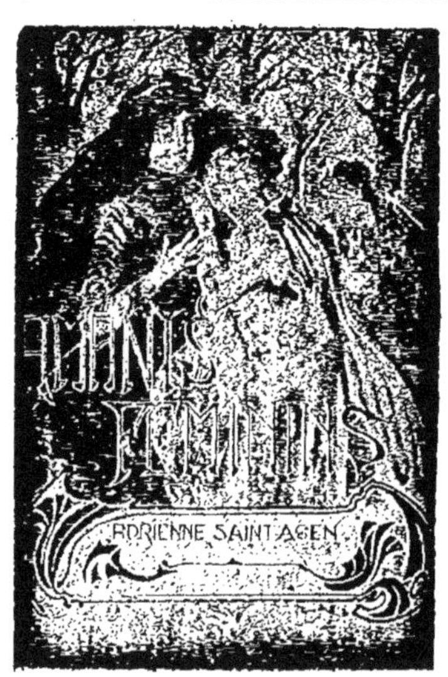

AMANTS FÉMININS

Roman de mœurs étranges
Orné de nombreuses illustrations

Amants Féminins est une œuvre où l'égarement saphique des sens se complique d'une sentimentalité poignante et aiguë.

Là évolue Paloma, l'incomparable charmeuse de son sexe. Pour elle une femme se tue et une autre perd toute pudeur.

Ces « Amants Féminins » sont des désillusionnées d'amour qui, ne croyant plus aux hommes et voulant l'amour quand même, tombent où leur rêve semble se poursuivre. Ces amantes originales et gracieuses tous les dilettanti voudront connaître leurs fiévreuses caresses.

PRIX : 3 fr. 50

*OFFENSTADT, Editeur, 39, rue de Trévise, PARIS, IX*e

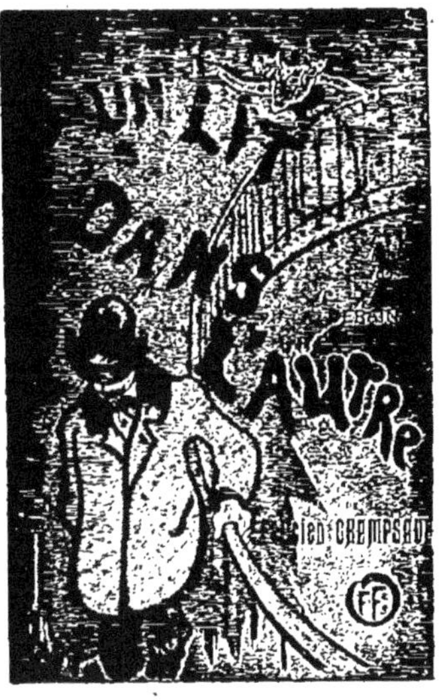

MAURICE DE WLAMINCK
ET FERNAND SERNADA

D'un Lit dans l'autre

Roman passionnel illustré

Ce roman est le récit de la vie d'un malheureux à la recherche d'une sensation suprême. C'est la course effrénée vers la volupté et ses ivresses de tout ordre.

Les auteurs, deux jeunes gens, — il n'y a que ceux-là qui osent s'attaquer à de tels sujets — ont demandé une préface à Félicien Champsaur, et le brillant écrivain a dit de ce livre « qu'il sentait la jeunesse. le printemps, la sève perdue, les germes au vent, le mauvais lieu parfois, l'âge des semences jetés à tous les « yonis » du chemin. »

Le préfacier n'a pu se défendre de faire une critique. Il a ajouté que les jeunes romanciers étaient, en amour, pour la quantité, tandis que lui, ainsi que les délicats et les raffinés, était pour la qualité.

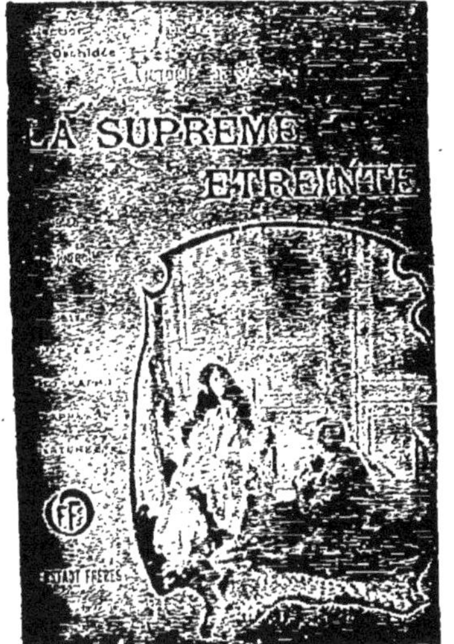

VICTORIEN DU SAUSSAY

LA SUPRÊME ÉTREINTE

Roman passionnel
Orné de nombreuses illustrations d'après nature

C'est toute l'histoire d'une femme, qui se déroule dans le charme et la séduction.

C'est aussi la revue des pires caprices féminins et la description de tout ce que peut faire commettre une imagination torturée par le besoin d'aimer.

PRIX : 3 fr. 50

OFFENSTADT, Editeur, 39, rue de Trévise, PARIS, IXe

Les Romans Militaires

AVENTURES DE GUERRE ET D'AM ⸢UR

*Superbe publication illustrée
paraissant deux fois par semaine
et contenant dans chaque numéro
de huit pages, au prix de 10 centimes.*

Trois superbes Romans militaires et une Nouvelle

ILLUSTRÉS PAR LES PREMIERS DESSINATEURS

LES ROMANS MILITAIRES ont pour collaborateurs les plus célèbres romanciers et écrivains militaires :

Jules MARY, Marc MARIO, Pierre DECOURCELLE,
Henri BARAUDE, Georges de LYS, Edmond LEPELLETIER,
Theodule CAHU, Jean REIBRACH,
Michel CORDAY, Georges d'ESPARBÈS, Hector FRANCE,
etc., etc.

PRIX DES ABONNEMENTS

France, Algérie, Tunisie, un an, 12 fr.; six mois, 6 fr. 50

Union postale, un an, 15 fr.; six mois, 8 fr.

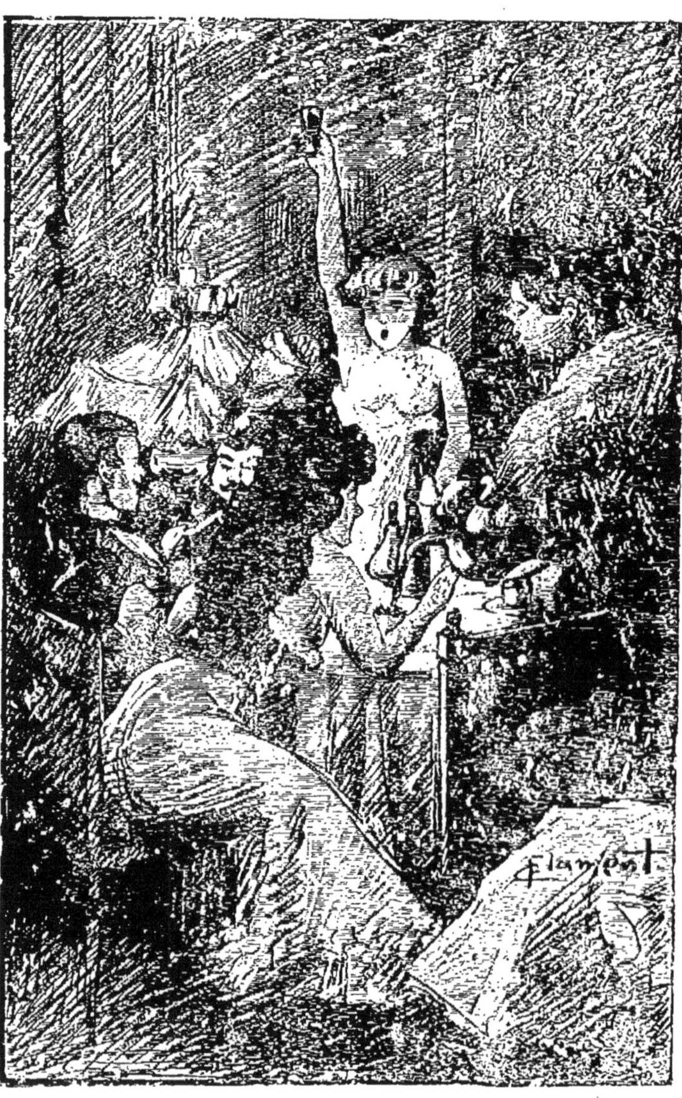

CHARLES MONTFORT

LES CYTHÉRÉENNES

Roman passionnel illustré de 30 gravures hors texte

Ce roman d'un réalisme absolu est écrit de main de maître. Les aventures d'amour les plus bizarres, les scènes de volupté les plus étranges, sont décrites dans un style fin et délicat. Le lecteur croira vivre lui-même ce roman, les descriptions étant faites avec le naturalisme le plus parfait.

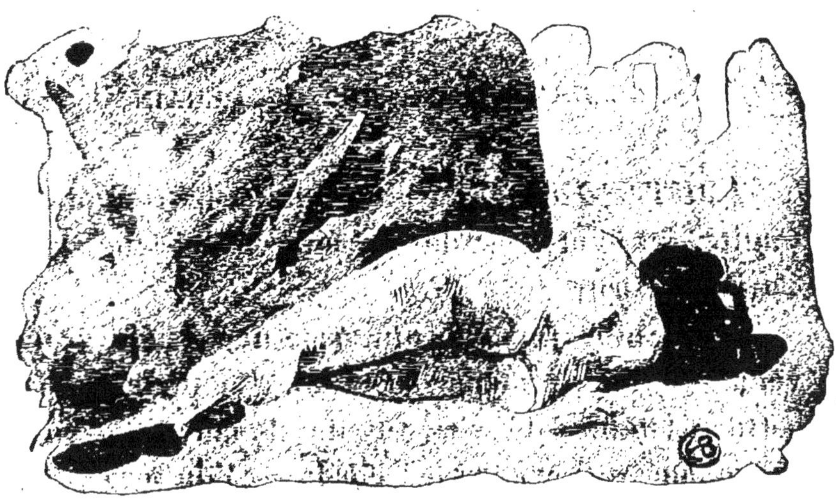

Le Journal d'une Sanhiste

par CHARLES MONTFORT

Superbe volume orné de 30 illustrations très suggestives, d'après nature, un des plus beaux parus en librairie depuis des années.

Parler ici du *Journal d'une Saphiste*, ce serait lever le voile sur les mystérieuses amours de Lolette et d'Aline, ce serait enlever l'odeur fine et troublante qui se dégage de ce livre pervers, et il faut que seul le lecteur en soit pénétré. Donc que tout le monde le lise.

Le volume **3 fr. 50**, *envoi franco.*

OFFENSTADT, Editeur, 39, rue de Trévise, PARIS, IXe

Docteur CAUFEYNON

L'EUNUCHISME

Histoire générale de la Castration

TABLE ANALYTIQUE

Eunuchisme. 1. Etymologie.

2. Origine : la guerre et l'esclavage ; le vaincu amoindri par le vainqueur ; androgynes ; le mythe hermaphrodite ; Salmakis, Hennes et Aphrodites à Halicarnasse.

3. Effets de la castration : résultats physiques et moraux.

4. Etat social : célébrités ; fonctions honorifiques ; mentors et pédagogues ; castrats agents de débauche.

5. Historique : les eunuques de Sémiramis ; castrats en Chine ; la polygamie ; les quatre genres d'émasculation en Turquie ; fabrication ; relations du docteur Godard ; types d'eunuques.

6. Les eunuques dans l'islam : Mahomet n'admet pas les eunuques ; amour de castrats.

7. Les eunuques chanteurs : en Italie ; en Allemagne ; en France ; célébrités.

8. Eunuques par fanatisme : Origène ; Valérius ; Léontius ; les Skoptzy.

9. Eunuques par ignorance : les chirurgiens herniaires et les châtreurs.

10. Eunuques par précaution : Combalas à la cour de Syrie.

11. Eunuques par chatiment : vengeance et punition ; les prisonniers de Spolette.

12. La peine du talion : les adultères aux Indes, à Rome ; Hermotine.

13. Dépravation : les eunuques incubes de Lucius.

14. La castration chez la femme : définition ; considérations générales.

15. Effets chez la femme : conséquences sociales ; résultats physiques et moraux ; les plaisirs sexuels ; les désirs ; atrophie des organes ; coït passif.

16. Les féminisés : arrêt du développement des organes sexuels ; résultats physiques et moraux ; la dépravation des féminisés.

17. Anandres et Mujérados : l'eunuchisme chez les Scythes d'après Hippocrate ; effets de l'équitation ; les Mujerados chez les Indiens Pueblo ; curieux exemples ; façon bizarre d'opérer ; le rôle du Mujérado.

18. Législation : les lois d'autrefois ; législation moderne.

19. La castration animale : son origine et son histoire ; méthodes anciennes et modernes ; résultats ; but de la châtrure.

20. Effets comparatifs chez l'homme, la femme et la bête ; résultats sur l'appétit sexuel.

Circoncision. Motifs et origines : caractère social ; elle n'est pas motif d'hygiène ; la coquille des insulaires des Iles de l'Amirauté ; le pénis circoncis symbole du patriotisme égyptien ; chez les Hébreux, symbole d'alliance ; circoncision des filles ; circoncision cruelle au Yemen ; en Amérique ; en Océanie effets de l'opération chez la femme.

L'infibulation. Historique : procédé ; un cas d'infibulation moderne en France ; l'infibulation en Afrique ; chez les Somalis ; en Nubie, etc.

L'Hypospadias. Etrange mutilation chez les Australiens ; moyen pratique de ne pas avoir d'enfants.

Envoi franco contre mandat-poste de 4 francs

OFFENSTADT, Editeur, 39, rue de Trévise, PARIS, IXe

8.

les désordres de la masturbation ; fureur utérine ; leucorrhée ; métrite, stérilité, affections nerveuses, troubles de l'intelligence ; déformation des organes féminins ; sodomie chez la femme ; le saphisme bestial.

N° 5 La pédérastie.

La prostitution pédéraste, le chantage, exemples ; les mœurs des pédérastes, caractères extérieurs ; pédérastes actifs et passifs ; observations médico-légales ; les signes de la pédérastie ; déformation de l'anus et de la verge ; les uranistes dans la société ; leur caractère morbide ; perversion et perversité ; le dégoût de la femme ; les invertis-nés et les invertis occasionnels ; les causes.

N° 6 L'amour et l'accouplement.

Les organes génitaux de l'homme et de la femme, leur description et leurs fonctions ; le sperme ; les ovaires et l'ovulation ; la puberté et la nubilité ; le mécanisme du coït ; la volupté ; l'appétit vénérien ; modes divers d'accouplement ; la recherche de la volupté ; l'orgasme vénérien ; l'éjaculation.

N° 7 La procréation

Le mécanisme de la fécondation, rencontre du sperme et de l'ovule, leur fusion, le germe, historique de la question ; théories anciennes ; moment propice à la fécondation ; la grossesse ; signes certains ou incertains ; début, progression ; indication des sexes ; l'accouchement, les douleurs ; description et terminaison ; l'accouchement chez tous les peuples, postures et pratiques ; les jumeaux : comment se forment les monstres ; les envies, ce qu'elles sont ; nains et géants ; cas d'enfants extraordinaires.

N° 8 La menstruation

La matrice et les ovaires, apparition des règles, cause des règles, l'ovule et l'ovulation, chute de l'ovule, congestion des organes, durée des règles, complications ; l'âge critique, son début, son caractère ; accidents et maladies ; influence de l'âge critique sur l'économie générale.

N° 9 Impuissance et stérilité

L'impuissance chez l'homme, par défaut de désirs, par dégoût, par défaut d'érection complète, par défaut de conformation ; stérilité par défaut d éjaculation, par absence de spermatozoïdes, impuissance chez la femme par vaginisme, par vice de conformation ; stérilité occasionnelle et momentanée, absences de règles par maladies.

N° 10 L'hermaphrodisme

Définition et variétés ; historique ; les neuf sortes d'hermaphrodisme ; malformation masculine et féminine ; exemples ; formation des hermaphrodites ; les hermaphrodites devant la loi ; mariage erreur de personne : l'état civil des hermaphrodites ; erreur de déclaration ; les cas célèbres ; L'appétit sexuel chez les hermaphrodites l'infantilisme ; arrêt de développement ; le féminisme ; l'homme-femme ; la femme-homme ; les Gynécomastes ou hommes à mamelle avec sécrétion lactée ; types de Gynécomastes ; arrêt de développement des testicules ; exemples.

N° 11 La perversion sexuelle.

Définition de la perversion ; les variétés ; le fétichisme ; les fétichistes et leur caractère, la passion du mouchoir, des bottines, des cheveux, des vêtements féminins, des bonnets de nuit, des tabliers, des morceaux de drap, etc. ; le masochisme ; l'amour des coups et la domination féminine ; les passionnés des excrétions féminines, de la sueur, des mucosités nasales ; les buveurs d'urine, les stercoraires, les lécheurs de pieds ; le sadisme ; les sanguinaires et les tortionnaires ; les éventreurs de femmes ; exemples célèbres ; les nécrophiles et les vampires ; déterreurs de cadavres, le viol des mortes ; bestialité ; exemples de ce vice.

N° 12 La virginité.

L'hymen, situation, formes et anomalies ; signes de la virginité ; l'hymen n'est pas une certitude ; l'hymen élastique ; sa persistance après le coït et après l'accouchement ; la défloration chez les peuples d'Orient ; l'infibulation ; la défloration criminelle ; attentats, viol dans l'hypnotisme et dans le somnambulisme, le chloroforme ; simulations de viols et coups montés ; médecine légale ; la continence et la chasteté ; effets contraires produits par la continence ; exemples d'abus de chasteté ; le célibat, maladies produites par le célibat forcé, son immoralité, sa contradiction avec les lois naturelles.

N° 13 L'hystérie.

Son histoire ; les hommes hystériques ; caractère de l'hystérie, sa fréquence et ses causes ; ses degrés ; ses débuts et durée ; observations ; la folie hystérique, définition et caractère ; la Salpêtrière ; cas célèbres.

N° 14 L'hypnotisme

Son histoire ; les magnétiseurs ; le somnambulisme ; les hystériques et l'hypnotisme ; sujets hypnotisables ; procédés employés pour produire la léthargie, la catalepsie et la contracture ; curieux exemples de ces divers états ; la suggestion, l'hypnotisé assassin, son réveil, oubli complet de l'acte ; obéissance passive ; l'hallucination ; curieuse observations.

N° 15 La folie érotique

L'érotomanie ; définition ; fièvre érotique ; manie ; extase amoureuse et ravissement ; l'érotomanie chez les anciens ; ses causes ; le satyriasis ; excitations morbides ; effets des cantharides ; la nymphomanie ; causes ; ses degrés ; manie furieuse ; insensibilité ; scènes obscènes ; amour charnel d'une mère pour son fils ; manie mystique ; exemples remarquables ; priapisme ; érections incoercibles, causes à effets ; folie érotique périodique ; exemple d'exaltation sexuelle ; témence sénile ; excès vénériens ; chronicité des maladies nées des abus ; pertes séminales ; troubles singuliers à la suite du coït; ivresses érotiques; influence sur les sentiments.

N° 16 La prostitution

Précis historique; les 22 classes de courtisanes de la Grèce, la débauche romaine ; la prostitution au moyen âge ; les maquerellee ; les filles au Châtelet ; exactions de la police ; la prostitution moderne; les instructions de la police ; cartes des filles ; leurs obligations et leurs défenses ; la prostitution clandestine ; types et procédés de ces filles ; la retape ; les maisons de passe et de rendez-vous ; le rôle de l'homme ; le recrutement des filles de joie; le proxénétisme ; courtage; les causes de prostitution ; caractère des filles de joie ; obstacles à leur libération ; sentiments religieux et de charité ; la maternité ; étrange pudeur ; les souffrances.

N° 17 Hygiène et régénération

Les forces sexuelles de l'homme, leur conservation par l'hygiène de la femme amoureuse ; beauté du corps, conservation des seins, leur blancheur et leur fermeté ; tonicité des organes génitaux ; recettes et procédés.

N° 18 L'avortement.

Avortement naturel spontané ; les causes acquises ou héréditaires avortement accidentel ; causes, émotions morales ; maladies ; ébranlements physiques ; avortement provoqué ; médecine légale ; fait matériel ; intention ; conséquences ; preuves ; le produit de la conception ; simulation ; manœuvres abortives ; coups, chutes, tamponnements ; drogues.

N° 19 Les morphinomanes.

Les Fumeurs d'opium.

La morphine ; ses effets ; causes de la morphinomanie ; habitude acquise ; souffrances ; délices et voluptés ; exaltation et dépression vitales ; désordres intellectuels ; l'appareil sexuel ; l'opium en Orient ; mangeurs et fumeurs d'opium ; mangeurs d'opium en France ; l'opium des fumeurs ; sa préparation ; la pipe et la manière de s'en servir ; effets de l'opium sur l'homme et les animaux ; sommeil, rêves ; ravages de l'opium.

N° 20 Le mariage et son hygiène.

Du mariage au point de vue sexuel ; puberté et nubilité ; danger de la précocité ; l'âge de la fécondité ; mariages consanguins et le résultat de la conception ; l'amour physique dans le mariage ; première nuit de noces ; le vaginisme ; les fins du mariage ; les fraudes conjugales ; variétés ; leurs dangers ; exemples ; l'hygiène des sexes ; le coït dans la grossesse ; possibilité d'avortement ; le coït dans l'âge critique ; hygiène de l'âge critique.

IMPRIMERIE F. DEVERDUN, BUZANÇAIS (INDRE)

www.ingramcontent.com/pod-product-compliance
Ingram Content Group UK Ltd.
Pitfield, Milton Keynes, MK11 3LW, UK
UKHW021059200726
13857UKWH00003B/1004